DISCOURS

SUR LA DÉCOUVERTE,
LES PROPRIÉTÉS ET L'USAGE
DE L'EAU VULNÉRAIRE
DE COMERE,
DE MONTPELLIER;

DÉDIÉ

A Son Altesse Sérénissime

MONSEIGNEUR

LE PRINCE DE CONTI,

PRINCE DU SANG, GRAND PRIEUR DE FRANCE,

Par PIERRE DUCHANS, *Botaniste.*

Quas mihi non herbas, quæ non medicamina tellus
Attulit, audaci, suppossuitque manu!

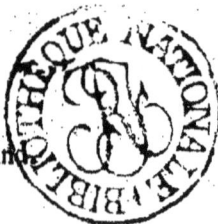

A LONDRES,

Chez EMSLAY, Libraire dans le Strand,

Et se trouve à PARIS,

Chez P. DE LORMEL, Imprimeur, rue du Foin.

M. DCC. LXXIV.

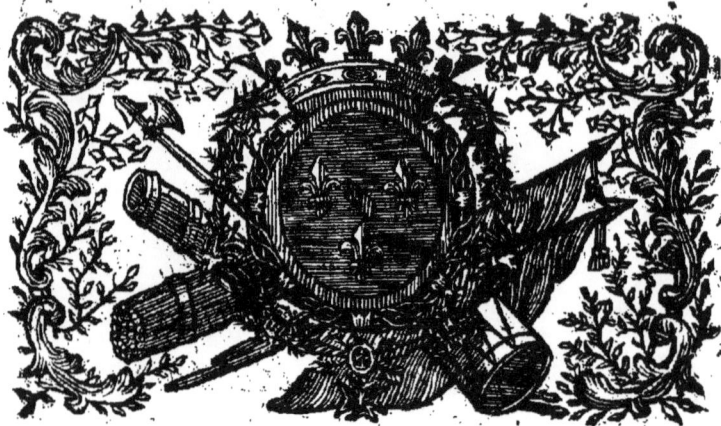

A SON ALTESSE SÉRENISSIME

MONSEIGNEUR

LE PRINCE
DE CONTI,

PRINCE DU SANG, GRAND PRIEUR
DE FRANCE.

MONSEIGNEUR,

Il est de votre caractere auguste
d'applaudir à tout ce qui est utile
à l'humanité. Dépositaire d'un se-
cret qui l'intéresse, à qui pouvois-

je mieux en faire hommage, qu'à *VOTRE ALTESSE SÉRÉNISSIME*, qui, par la liberté, qu'elle me donne, d'illustrer de son nom ce petit Ouvrage, m'assure la confiance du genre humain, & met le comble aux bienfaits dont elle a daigné m'honorer. Puisse ce léger tribut être, à ses yeux, le gage de ma juste reconnoissance & du respect profond avec lequel je suis,

MONSEIGNEUR,

DE VOTRE ALTESSE SÉRENISSIME.

Le très humble & très-
obéissant Serviteur,
DUCHANS.

DISCOURS

SUR LA DÉCOUVERTE, LES PROPRIÉTÉS ET L'USAGE

DE L'EAU VULNÉRAIRE

DE COMERE,

DE MONTPELLIER.

PERSUADÉS, que le Créateur n'avoit pas seulement renfermé dans les plantes un suc propre à nous nourrir, mais encore des vertus capables de réparer nos forces expirantes, & nous munir contre les maux auxquels la nature humaine est assujétie ; les premiers Cultivateurs furent autant de Botanistes. Salomon trouva cet art en honneur : il lui consacra tous les instants qu'il pouvoit dérober au trône, & décrivit

A

les vertus des plantes , depuis le
cèdre du Liban , jufqu'à l'hyfope,
qui fort de la pierre. Mais cet ouvrage fi précieux fut abforbé , comme une infinité d'autres , dans le
déluge d'ignorance , qui couvrit,
durant plufieurs fiecles , la furface
de la terre , & laiffa l'homme parta-
ger , avec la bête , les foins de la
vie purement animale.

Au fortir de cet affoupiffement
général, le monde fouffrit tous les
défagréments de l'enfance ; & ce ne
fut qu'après les avoir long - tems
éprouvés , que l'humanité s'apper-
çut une.feconde fois de fes befoins.
/Les cœurs les plus généreux alors
promenerent leurs recherches fur les
fucs , les fels , les efprits des végétaux. Leurs expériences , fecondées
de quelques fuccès , les encourage-
rent, & l'on vit la Botanique pren-
dre un nouveau jour. Ils donnerent,
avec raifon , aux plantes , la préfé-
rence fur les minéraux divers ; ils
fuivoient en cela l'inftinct de la
nature , indiqué dans la conduite
des animaux , que leurs befoins
conduifent , fous nos yeux , aux

fimples qui doivent les guérir.

C'eft fur cet art divin , que le plus aimable & le plus chéri des Rois paroît avoir l'œil plus favorablement ouvert. Il le tient fous fa protection , plus particuliere par les privileges qu'il accorde à ceux des Botaniftes qui font affez heureux pour trouver dans le monde végétal un fpécifique avantageux à l'humanité. Telle eft l'eau de Comére, dont les admirables effets font connus univerfellement.

Paul Comere , Chirurgien Major au Régiment de Toiras Cavalerie , malgré les pénibles études qu'il avoit faites des meilleurs Auteurs , dans les différentes parties qui concernent les maladies & les remedes , croyoit avoir encore beaucoup à defirer fur l'efficacité des médicaments & la folidité de leur effet. Il trouvoit que la lenteur des moins équivoques empruntoit prefque toute leur action du fond de tempérament;& que la vivacité des autres ne combattoit l'ennemi de la fanté, qu'aux dépens de la fanté même ; preffé, d'ailleurs, par cette douce

émulation , qui porte un citoyen
honnête à remplir avec diſtinction
les devoirs de ſon état, & à ſe rendre ,
par cela même , utile à tous ſes ſem-
blables , il conſacra toutes ſes veil-
les à marier tellement les ſels & les
eſprits des plantes vulnéraires , qu'il
en réſultât un ſpécifique tel , qu'il
pût en attendre la plus prompte & la
plus ſolide guériſon de toutes les
plaies , ſoit qu'elles fuſſent l'écou-
lement des humeurs impures d'une
mauvaiſe complexion , ou qu'elles
euſſent été contractées dans quelqu'accident provenant du dehors.

Les ſuccès les plus éclatants cou-
ronnerent ſes recherches ; ſes premieres cures n'étoient point des
épreuves ; & les malades , qui de-
voient leur confiance à ſes talents ,
ne croyoient pas s'expoſer, en uſant
pour la premiere fois d'un topique ,
que la réputation de ſon auteur
accréditoit : ils s'applaudiſſoient
bientôt d'en avoir fait uſage.

Delà vint qu'il connut en fort
peu de tems, que ſon Eau Vulnéraire
guériſſoit radicalement toutes les
bleſſures , ſoit des armes blanches ,
ſoit des armes à feu ; les contuſions,

les diflocations, les entorfes, les étourdiflements provenants de coups reçus à la tête, ou de la vapeur du charbon ; les morfures & piquures de toutes fortes d'animaux & d'in-fectes venimeux ; les brûlures, de quelque nature qu'elles fuflent. Il trouva que cet Eau précieufe avoit la vertu de réfoudre rapidement le fang extravafé & coagulé dans le tif-fu cellulaire; qu'elle fortifioit les par-ties malades, fans leur caufer la plus légere irritation; qu'elle prévenoit la fuppuration, les carnofités, la gan-grene ; & s'allioit merveilleufement avec le fang pour former un baume, qui confolide fupérieurement les plaies, & les ferme enfin, fans laifler à craindre aucune fuite fàcheufe.

Paul Comere, flatté de voir fon remede triompher de tous les maux du dehors, crut pouvoir fe per-mettre de l'employer avec prudence contre ceux du dedans. Il l'admi-niftra, en effet, avec tout l'avanta-ge poflible ; & furpris lui-même de fes fuccès, il réfolut d'aller en pro-pofer le premier ufage public à l'Académie célebre de Montpellier, à laquelle le Trône doit tant de premiers Médecins & de Chirurgiens diſtingués. Ce fut là que notre Eau Vulnéraire ſouffrit ſes premieres épreuves critiques, & acquit ſa premiere célébrité. C'eſt de là que les Anglois & les Irlandois en tiroient conſidérablement, & pour leur uſage particulier, & pour celui de leurs Hôpitaux. Le Docteur Chicoyneau, Chancelier de la Faculté, & depuis premier Médecin du Roi, y contribua beaucoup par les exhortations qu'il faiſoit aux Chirurgiens, de faire uſage de ce ſpécifique. Auſſi fut-il bientôt mis à la main de toutes les perſonnes qui reſpectent aſſez leur exiſtence, pour ſe munir de tout ce qui peut en appuyer la conſervation.

Après avoir long-tems aidé l'humanité de ce précieux topique, Paul Comere laiſſa ſon ſecret à Pierre Comere ſon fils, qui étoit l'homme de confiance de Mademoiſelle de Toiras, ſœur du Maréchal de France, auprès de laquelle il appella Pierre Duchans, ſon neveu & unique héritier, qu'il éleva depuis ſa

plus tendre enfance dans la connoif-
fance des végétaux & dans la compofition de l'Eau Vulnéraire.

Dès que ce dernier fut feul dé-
pofitaire du fecret de Paul Comere , fon grand oncle , il porta fes
pas vers les armées de France ,
où il adminiftra fon fpécifique durant les années 1744, 45, 46 & 47;
enfuite il parcourut les échelles du
Levant, pour l'y annoncer par quelques cures d'éclat. Les Turcs & les
Arabes faifis d'étonnement , l'arrê-
terent fort long-tems , & fur-tout à
Sidon & à Saint Jean d'Acre , où il
demeura quatre ans. Delà , il revint
en France , & , après en avoir par-
couru les Villes principales , il fe
rendit à Paris , à deffein d'y pour-
fuivre le privilege exclufif , qu'il a
plû au Roi de lui accorder , & qui,
pour être récent, ne doit donner à
l'Eau de Comere aucune atteinte de
nouveauté. Ce topique , en effet , eft
connu depuis plus de cent ans , par
des fuccès affez multipliés , pour lui
mériter la confiance du Public, comme ils lui ont mérité la protection
des Princes & des Seigneurs les plus

A iv

diftingués ; & nombre de témoignages rendus par les Gouverneurs ,
Commandants & Intendants des
Provinces principales du Royaume;
des certificats donnés par les Capi-
touls , Échevins, Jurats , Maires
& Confuls de plufieurs Villes capi-
tales ; des atteftations de plufieurs
Médecins célebres , & de plufieurs
Maîtres en Chirurgie, tant de Paris ,
que de province , hommes éclairés
fur les propriétés de l'Eau de Comere , par leurs expériences, ou celles qu'ils en ont vu faire. Nous ne
rapporterons ici dans l'ordre de leur
date , que l'indication des plus au-
thentiques de ces témoignages : chacun étant libre de venir en vérifier
l'étendue fur les originaux , dont le
fieur Duchans ne refufera commu-
nication à perfonne , & d'autant
moins que fes intérêts font plus inti-
mement attachés à leur publicité

 Le premier fut donné par M. La-
marque , Chirurgien du Roi , à Ver-
failles , & fuivant Sa Majefté. Cet
homme , fans contredit , des plus
éclairés , attefte qu'il fait ufage de
5 Décem- l'Eau de Comere, pour fes malades.
bre 1760. Certificat de M. Bonnefos , Doc-

teur en Médecine de Perpignan.

Arrêt du Parlement de Greno- 6 Defdits.
ble, qui permet la vente & diftribution de l'Eau de Comere, vû fon
efficacité.

Certificat de M. Dupont, Chi- 20 Maî
rurgien ordinaire du Roi. 1763.

Autre de M. de Bretonne, Maî- 21 Defdits.
tre en Chirurgie à Paris.

Autre de M. Cairoche, Médecin 14 Octo-
des Armées, où il avoit connu le bre dudit.
Sieur Duchans, à caufe de fon remede.

Autre du fieur Berthés, Profef- 21 Octo-
feur en Médecine de la Faculté de bre 1763.
Montpellier.

Autre du fieur Donol, Médecin 23 Février
ordinaire du Roi. 1764.

Autre du fieur Carriere, Docteur 1er. Mars
en Médecine de Touloufe. dudit.

Permiffion de M. Moulard, Mé- 15 Septem-
decin, Syndic du College de Mar- bre 1766.
feille, pour la vente & diftribution
de l'Eau de Comere.

Pareille permiffion accordée en 25 Defdits.
conféquence de la précédente, par
M. le Lieutenant Général de Police
de la même Ville.

Autre des Maire, Jurats & Gou- 7 Mars
1768.

verneur de la Ville de Bordeaux, d'après l'atteſtation du Médecin de la Santé.

13 Avril dudit. Certificat du Maître en Chirurgie de la Marine & des Galeres de Marſeille, ſigné Coutarel.

30 Deſdits. Autre de M. Filtz Maurice, Docteur en Médecine de la Faculté de Montpellier.

21 Deſdits. Autre de M. le Vicomte de St. Prieſt, Intendant du Languedoc.

23 Deſdits. Autre de M. le Comte de Montcalm, Commandant dans la même Province.

10 Mai dudit. Autre de M. Goulard, Profeſſeur, Démonſtrateur Royal en Chirurgie, à l'Univerſité de Montpellier.

12 Juin dudit. Autre du Lieutenant de M. le premier Chirurgien du Roi, à Lyon.

20 Deſdits. Autre de Madame de Maniban, à Toulouſe.

28 Mai 1769. Extrait des Regiſtres de l'Académie Royale des Sciences de Paris, au ſujet du rapport avantageux, fait par MM. Malouin & Maquert, Docteurs en Médecine, nommés pour l'examen de l'Eau de Comere.

1er. Septembre du dit. Brevet de S. A. S. Monſeigueur le Prince de Conti, concernant la

Penfion dont il a honoré le Sieur Duchans, à caufe du mérite de fon remede, motivé dans le Brevet.

Autre Penfion accordée au même Botanifte, par M. le Duc d'Eftiffac, pour le même fujet.

Certificat de S. A. S. Monfei- 15 Février gneur le Comte de Clermont, fcellé 1770. de fes Armes, fur les qualités fu- périeures qu'il avoit reconnues dans l'ufage de l'Eau fpiritueufe de Co- mere.

A la fuite de ces Certificats, nous croyons devoir joindre quelques exemples de guérifons auffi éton- nantes qu'inattendues.

Le nommé Parifot, Poftillon, fils de Parifot, Cocher de M. Peil- hon, qui conduifoit la voiture pour fon pere, étant tombé du fié- ge, & ayant eu le vifage écrafé fous les roues, de forte que la joue lui tomboit fur l'œil, fut guéri fous fix jours de panfement avec l'Eau de Comere, contre l'efpérance de M. de Bretonne, Maître en Chirurgie de Paris, qui croyoit le malade en grand danger à caufe de l'énormité du gonflement, & de l'épanchement

qui faifoit craindre un dépôt. Ce
Chirurgien habile n'étoit point d'a-
vis d'employer notre Topique, dont
il ne fit ufage qu'à la follicitation
de M. Peilhon. C'eft ce ..... res de
te lui-même, ainfi que ... prompte
efficacité du remede, dans le Certificat indiqué ci-deffus.

Le fieur Thibaud, Limonadier à
Montpellier, ayant renverfé fur lui
une baffine de firop bouillant, qu'il
retiroit de deffus le fourneau, & la
liqueur s'étant portée prefque en-
tiérement fur les parties génitales,
qui furent menacées de l'amputation, & déclarées pour le moins in-
capables de progéniture, fut guéri
de cette brúlure avec de l'Eau de
Comere, & fi radicalement, que
s'étant marié dans la fuite, il eut
nombre d'enfans.

L'Artificier de le ville de Dunker-
que, tirant un feu chez M. le Prince
de Robecque, au mois de Septembre
1773, pour l'arrivée de M. le Duc
d'Eftiffac, beau-pere de ce Prince,
& s'étant brûlé tout un côté du vifage, & l'œil même, dans un tour-
billon de flamme, dont il fut fur-

pris, fut guéri en vingt-quatre heures, avec de l'Eau de Comere, sans qu'il restât le plus léger vestige de cet accident.

Botan... ussigné, certifie & atteste à toutes personnes qu'il appartiendra, que dans un accident qui m'est survenu le trois Juin de la présente année, d'une chûte de vingt-quatre pieds de haut, en démontant le reposoir élevé à l'Hôtel de Touloufe, Place des Victoires, en la présence même de L. A. S. Monseigneur le Duc de Penthievre & Madame la Princesse de Lamballe ; ce qui a contribué le plus à ma guérison, C'est un Eau spécifique vulnéraire qui m'a été administrée, tant intérieurement qu'extérieurement par le sieur Duchans, & que lui seul a droit de composer, laquelle est dite Eau de Comere de Montpellier: que l'usage de cette Eau a rétabli les playes, meurtrissures & contusions que je m'étois faites au visage, bras, mains, jambes, & par tout le corps, dont j'ai été guéri avec promptitude & facilité, au moyen de ces compresses

& applications ; en foi de quoi
je lui ai donné le préfent Certificat.
A Paris ce 21 Juin 1774,

JARRY, Charpentier.

Le Prieur Econome de N. D. de
Lorette de Marfeilles, étant à la
Chaffe, fon fufil lui creva dans les
mains ; les Médecins confultés, dé-
ciderent l'amputation du bras, qui
étoit, en effet, extrêmement mal-
traité ; mais un de fes amis effrayé
de cette fentence, ayant été cher-
cher le fieur Comere qui fe trouvoit fur les lieux, ce Botanifte le
panfa avec fon Eau, le guérit, &
lui rendit le libre ufage de fon bras,
comme il l'avoit avant l'accident,
fans qu'il lui en reftât le moindre
reffentiment de douleur.

Quelle foule de réflexions n'offre
pas ce dernier exemple ? Que de
bras, de jambes & de cuiffes, bri-
fées par le feu de la guerre, n'enle-
vera pas à l'amputation l'Eau de
Comere, une fois adminiftrée géné-
ralement dans les Hôpitaux des armées ? Que de fouffrances évitées à
tant de braves gens ? Et d'ailleurs,
combien n'en meurt-il pas dans les

douleurs cruelles de l'opération ?
Combien donc cette Eau précieuse
ne rendra-t-elle pas d'Officiers à
leurs Corps , de Soldats à leurs
Drapeaux , sous lesquels ils pour-
ront servir jusqu'à ce que la décré-
pitude de l'âge les conduise à cette
noble & magnifique retraite que
Louis XIV. a consacrée à la subsis-
tance des Militaires blanchis sous le
port de ses armes , dès qu'elle enri-
chira , comme nous l'avons dit , la
Pharmacie des Hôpitaux à la suite
des armées , & de ceux qui sont éta-
blis dans les Villes de guerre ?

Quant aux titres que nous ve-
nons de rapporter, ils son assuré-
ment le tribut le plus légitime qu'on
puisse rendre à la vérité. La *préven-
tion* & *l'ignorance* , la *protection* &
l'importunité n'y ont eu aucune part ;
mais le seul desir de faire connoître
l'efficacité de ce remede, autant qu'il
doit l'être pour le bien de l'humanité. Au reste, si, par impossible,
ils n'étoient pas capables d'appuyer
la confiance publique , les épreuves
multipliées qu'a souffertes depuis
douze ans l'Eau de Comere , & les

éloges qu'a reçus de toutes parts son efficacité, l'enleveront, sans contredit, & méritent de trouver ici leur place.

Au commencement de l'année 1765, le sieur Duchans, pour obtenir la permission de vendre & distribuer son topique, en communiqua la recette à MM. de la Commission Royale de Médecine, & en conséquence de la délibération prise & signée au Bureau de la Commission le premier Juillet 1765, M. de Senac, après avoir fait lui-même l'examen de la composition de cette Eau, accorda un Brevet le 12 du même mois.

Délibération de la commission Royale de Médecine.

Brevet de M. le premier Médecin du Roi.

Le 27 Mai 1769, le sieur Duchans, dans l'intention de solliciter un privilege exclusif, proposa l'examen de son Eau Vulnéraire à MM. de l'Académie Royale des Sciences; & leur en ayant confié la recette, voici le rapport qui en fut fait par MM. Malouin & Maquert, Commissaires nommés par l'Académie. « Cette Eau est déjà anciennement « connue, sous le nom du sieur « Comere, de Montpellier. Le sieur « Duchans,

Rapport avantageux de MM. de l'Académie Royale des Sciences de Paris.

» Duchans , qui eſt le neveu du
» ſieur Comere , & qui ſe dit ſeul
» poſſeſſeur du ſecret de la compo-
» ſition de ſon Eau , nous en a con-
» fié la recette ; & il nous paroît
» que les ingrédients , dont elle eſt
» compoſée , la rendent , en effet ,
» propre à accélérer la guériſon de
» pluſieurs eſpeces de plaies , &
» ſingulierement de celles où il y
» a meurtriſſures ou extravaſion
» du ſang , ou échinoſe. Nous pou-
» vons dire , en général , que les
» drogues qui entrent dans la com-
» poſition de cette Eau , ont une
» qualité fondante , réſolutive &
» tonique; elles ſont du nombre de
» celles dont l'efficacité eſt reconnue
» en Médecine. Il y a même des re-
» medes uſités & décrits dans la Diſ-
» penſaire , qui ſont fort analogues
» à celui-ci. Cela nous porte à
» croire , qu'on peut ſe ſervir de
» ce dernier , avec ſuccès , dans tous
» les cas , où les médicaments en
» même tems toniques , fondants &
» diſcuſſifs ſont indiqués ».

Le 18 Septembre ſuivant , M. de
Sénac , d'après les preuves de la

Deuxieme
Brevet de
M. le pre-
mier Méde-
cin du Roi.

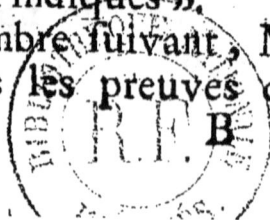

B

bonne conduite & adminiſtration du
ſieur Duchans , & les certificats produits ſur l'efficacité de ſon remede ,
renouvella ſon Brevet.

Et le 18 Septembre 1770 , en
conſidération de tous ces divers témoignages , le Roi lui accorda des
Lettres Patentes , qui portent privilege excluſif pour tout le Royaume , & que l'on ſera bien aiſe de
trouver ici.

Lettres Pa- »LOUIS , par la Grace de Dieu ,
tentes du » Roi de France & de Navarre , à
Roi. » tous ceux qui ces préſentes Let-
» tres verront : SALUT. Notre amé
» le ſieur Pierre Duchans nous au-
» roit très-humblement fait expoſer
» que par le décès du feu ſieur Co-
» mere , ſon oncle , il ſe trouve ſon
» ſeul héritier & ſeul poſſeſſeur du
» ſecret de l'Eau du ſieur Comere ,
» de Montpellier , connue depuis
» près d'un ſiecle dans pluſieurs
» Provinces de notre Royaume , par
» les bons effets qu'elle y a produits
» pour les contuſions , brûlures ,
» coupures , entorſes , & bleſſures
» d'armes à feu , ce qui lui a mérité

» l'approbation & la confiance des
» gens de l'Art , qui , fur tous les
» différents rapports qui ont été
» faits au fieur Senac , notre premier
» Médecin , il auroit lui-même fait
» l'examen de la compofition de la-
» dite Eau de Comere , qui lui a
» été communiquée par ledit fieur
» Duchans , en auroit fait rapport
» à la Commiffion Royale de Mé-
» decine affemblée , qui , par la dé-
» libération du premier Juillet 1765
» l'a autorifé , par fon Brevet du
» 12 du même mois , à compofer
» vendre & débiter ladite Eau de
» Comere , non - feulement dans
» Paris , mais dans toute l'étendue
» du Royaume. Ce qui l'a mis à
» portée d'être connue de tous les
» Chirurgiens , qui par les qualités
» excellentes qu'elle renferme , fe
» font empreffés d'en avoir chez
» eux. Que ladite Eau a été auffi
» foumife à l'examen de notre Aca-
» démie Royale des Sciences ; &
» que fur le rapport des fieurs Ma-
» louin & Maquert , Commiffaires
» nommés pour l'analyfe de cette
» Eau , il eft réfulté du compte par

» euxrendu, fuivant le certificat du
» fieur de Fouchy, Secrétaire per-
» pétuel de ladite Académie, du 28
» Mai 1769, que les ingrédiens
» dont elle est compofée, la ren-
» dent effectivement propre à accé-
» lérer la guérifon de plufieurs ef-
» peces de plaies, & fingulierement
» celles où il y a meurtriffure ou
» extravafion du fang, ce qui a dé-
» cidé ledit fieur de Senac à lui ac-
» corder un même Brevet le 18 Sep-
» tembre 1769, qui lui permet de
» continuer la vente & diftribution
» de ladite Eau ; que cependant le-
» dit fieur Duchans, malgré l'au-
» thenticité de ce Brevet, fe trouve
» fouvent expofé à des difficultés
» qui lui font onéreufes, pourquoi
» il nous fupplioit de vouloir bien
» lui accorder nos Lettres Patentes
» portant privilege exclufif pendant
» quinze ans, pour vendre & diftri-
» buer ladite Eau de Comere dans
» toute l'étendue de notre Royaume.
» A CES CAUSES, de l'avis de
» notre Confeil, qui a vû ladite
» déclaration de la Commiffion-
» Royale de Médecine, du premier

» Juillet 1765 ; le Brevet du 12
» du même mois : enfemble le rap-
» port des Commiffaires de notre
» Académie - Royale des Sciences ,
» mentionné au Certificat dudit Sr.
» de Fouchy , Secretaire perpétuel
» de ladite Académie , du 28 Mai
» 1769 , & le nouveau Brevet don-
» né par ledit fieur de Senac , notre
» premier Médecin, du 28 Septem-
» bre fuivant , & de notre certaine
» fcience , pleine puiffance & auto-
» rité royale , nous avons par ces
» Préfentes , fignées de notre main,
» accordé & accordons audit Sieur
» Duchans , la faculté exclufive de
» compofer , annoncer , vendre &
» diftribuer durant l'efpace de quin-
» ze années , tant dans notre bonne
» Ville de Paris , que dans toute l'é-
» tendue de notre Royaume , Ter-
» res & Seigneuries de notre obéif-
» fance , l'Eau fpiritueufe connue
» fous le nom d'Eau de Comere de
» Montpellier , approuvée par la
» Commiffion Royale de Médeci-
» ne , & notre Académie-Royale
» des Sciences à Paris , dont les
» Certificats font ici attachés fous

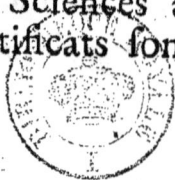

B iij

» le contre-ſcel de notre Chancel-
» lerie ; voulons qu'il puiſſe com-
» mettre telles perſonnes, qu'il vou-
» dra dans toutes les Villes pour y
» placer les dépôts de ladite Eau,
» en faire la diſtribution en ſon
» nom. Faiſons défenſes à toutes
» perſonnes, de quelque état, qua-
» lité & condition qu'elles ſoient,
» de le troubler, ni inquiéter dans
» la diſtribution & vente de ladite
» Eau : leur défendons pareillement
» d'en vendre & diſtribuer, ſous
» telle dénomination que ce puiſſe
» être, ſans y être autoriſées par
» le Sieur Duchans, à peine de la
» confiſcation de ladite Eau, & de
» 1500 liv. d'amende applicable,
» moitié à l'Hôpital le plus pro-
» chain, & l'autre moitié audit Ex-
» poſant, à titre de dommages & in-
» térêts. Si donnons en mandement,
» à nos amés & féaux Conſeillers,
» les Gens tenant notre Cour de
» Parlement à Paris, & autres nos
» Officiers & Juſticiers qu'il appar-
» tiendra, que ces Préſentes ils
» ayent à faire regiſtrer, & du con-
» tenu en icelles, jouir & uſer le-

» dit Expofant, ceffant & faifant
» ceffer tous troubles & empêche-
» ments, & ce nonobſtant tous E-
» dits, Déclarations & Arrêts à ce
» contraires, auxquels nous avons
» dérogé & dérogeons par ces Pré-
» fentes à cet égard feulement : car
» tel eſt notre plaiſir. Donné à Ver-
» failles le dix-huitieme jour du mois
» de Septembre, l'an de grace 1770,
» & de notre regne le cinquante-ſi-
» xieme. *Signé* LOUIS, *& plus bas,*
» par le Roi. *Signé* PHELIPEAUX,
» & fcellées du grand Sceau de cire
» jaune.

Le 5 du mois de Décembre fui- *Premier*
vant, à la préfentation de ces Let- *Arrêt du*
tres-Patentes en Parlement, pour *Parlement.*
y être enregiſtrées, la Cour avant
que de procéder à cet enregiſtre-
ment, » ordonna par un Arrêt
» qu'elles fuffent communiquées à
» M. le Lieutenant Général de Po-
» lice, & au Subſtitut du Procu-
» reur Général du Roi au Châte-
» let de Paris, pour donner leur
» avis fur le contenu en icelles,
» avec ordre à l'impétrant de repré-
» fenter la délibération de la Com-

B iv

» miffion-Royale de Médecine, &
» le rapport de l'Académie-Royale
» des Sciences , pour que le tout
» fût communiqué à M. le Procu-
» reur Général du Roi , pour être
» par lui pris des conclufions , &
» la Cour ordonner ce qu'il appar-
» tiendroit.

Rapport a-vantageux de M. de Sartine au Parlement. M. de Sartine, dans fon rapport fait au Parlement , en conféquence de cet Arrêt, s'exprime en ces ter-mes : » Nous avons l'honneur d'ob-
» ferver à la Cour , que le Topi-
» que dont il s'agit , ayant déja eu
» cours en cette Ville à la fatisfac-
» tion du Public pendant quatre
» années confécutives , en vertu de
» deux Brevets fucceffivement ac-
» cordés par le Premier Médecin
» du Roi , au Sieur Duchans , &
» le nouvel examen qui en a été
» fait depuis par M M. de l'Acadé-
» mie des Sciences , nous paroif-
» fent , d'après le rapport qu'ils en
» ont fait , ajouter un témoignage
» de plus en faveur de ce remede ;
» nous croyons qu'il n'y a aucun
» inconvénient à en autorifer d'une
» façon encore plus authentique la
» continuation du débit. Par ces

» considérations , notre avis est ;
» sous le bon plaisir de la Cour,
» que lesdites Lettres-Patentes peu-
» vent être enregistrées , pour par
» ledit Duchans jouir de l'effet
» contenu en icelles. Fait le 6 Mars
» 1771. *Signé* DE SARTINE.

Le 26 Mars 1773 , les Lettres- Deuxieme
Patentes furent enregistrées en Par- Arrêt du
lement , d'après un second Arrêt en Parlement.
ces termes : » Registrées , ce consen-
» tant le Procureur Général du Roi,
» pour être exécutées selon leur
» forme & teneur, & jouir par l'im-
» pétrant de l'effet contenu en icel-
» les , suivant l'Arrêt de ce jour. A
» Paris en Parlement, le 26 Mars
» mil sept cent soixante-treize. *Si-*
» *gné*, LE JAI.

Le 4 Mai 1773 , le Roi , pour Deuxieme
mettre le dernier sceau au Privile- Délibera-
ge exclusif qu'il avoit daigné accor- tion de la
der au Sieur Duchans, lui donna Comission
un Brevet confirmatif de Lettres- Royale de
Patentes , en conséquence du con- Médecine.
sentement de Messieurs de la Commission Royale de Médecine, donné par délibération le Lundi trois
Mai 1773, & signé par M M. Thieu-

lier, Doyen ; de l'Epine, Belle-
tête, Laſſaigne, Raulin, Louis
Bordenave, Sabatier, Gourſand,
Brailliet, Roulx & Mitouart : voici la teneur de ce Brevet.

Brevet du Roi, con-firmatif des Lettres Pa-tentes. » Aujourd'hui quatre Mai mil
» ſept cent ſoixante-treize, le Roi
» étant à Verſailles, le ſieur Pierre
» Duchans a très-humblement ex-
» poſé à Sa Majeſté que, pour ſatis-
» faire à ſa Déclaration du 25 Avril
» mil ſept cent ſoixante-douze, il
» avoit préſenté à ſa Commiſſion
» royale de Médecine, les Lettres-
» Patentes qu'elle avoit eu la bonté
» de lui accorder, le dix-huit Sep-
» tembre mil ſept cent ſoixante-dix,
» enregiſtrées en Parlement le vingt-
» ſix Mars dernier, par leſquelles
» Sa Majeſté lui auroit donné la fa-
» culté excluſive de compoſer, an-
» noncer, vendre, faire vendre &
» diſtribuer, par lui ou par telles per-
» ſonnes qu'il voudroit commettre,
» tant dans Paris que dans toute
» l'étendue du Royaume, pendant
» le temps & eſpace de quinze an-
» nées, l'eau ſpiritueuſe connue ſous
» le nom d'Eau de Comere de Mont-

» pellier, dont les bons effets pour
» les contufions, brûlures, coupu-
» res, entorfes & bleffures d'armes
» à feu auroit été préalablement
» conftaté; que ladite Commiffion
» royale lui avoit donné acte de la
» préfentation par lui faite defdites
» Lettres-Patentes, ainfi qu'il réful-
» toit de l'Arrêt de fa délibération,
» en date du jour d'hier, dont il
» rapportoit une expédition en for-
» me ; & qu'il fupplioit en confé-
» quence Sa Majefté de vouloir bien
» lui accorder un Brevet confirmatif
» d'icelles, aux offres qu'il faifoit
» de fe conformer aux difpofitions
» de ladite Déclaration du vingt-
» cinq Avril : à quoi ayant égard,
» vû lefdites Lettres-Patentes, en-
» femble l'expédition en forme dudit
» Arrêt de Délibération, ci-attaché
» fous le fcel de fa Commiffion
» royale de Médecine, Sa Majefté
» a confirmé & confirme lefdites
» Lettres-Patentes par elle ci-devant
» accordées audit fieur Pierre Du-
» chans, le dix-huit Septembre mil
» fept cent foixante-dix, enregif-
» trées en fa Cour de Parlement, le

» vingt-six Mars dernier ; veut &
» entend S. M. qu'elles soient exé-
» cutées selon leur forme & teneur ;
» permet en conséquence audit Sr
» Duchans, exclusivement à tous
» autres, de composer, annoncer,
» vendre, faire vendre & distribuer
» par lui ou par telles personnes qu'il
» voudra commettre, tant dans Pa-
» ris que dans toute l'étendue du
» Royaume, & jusqu'à l'expiration
» des quinze années portées par les-
» dites Lettres-Patentes, l'eau spi-
» ritueuse connue sous le nom d'Eau
» de Comere, de Montpellier ; fai-
» sant Sa Majesté très-expresses in-
» hibitions & défenses à toutes per-
» sonnes, de quelqu'état, qualité
» & condition qu'elles soient, de le
» troubler ni inquiéter dans la dis-
» tribution & vente de ladite eau ;
» comme aussi d'en vendre & débiter,
» sous quelque dénomination que
» ce puisse être, sans y être due-
» ment autorisées par lui, à peine
» de confiscation de ladite eau, &
» de quinze cent livres d'amende,
» applicable, moitié à l'Hôpital le
» plus voisin du lieu où le délit aura

» été commis , & l'autre moitié
» au profit dudit fieur Duchans;
» à la charge néantmoins par l'Ex-
» pofant, de fe conformer aux dif-
» pofitions de fa Déclaration du
» vingt - cinq Avril mil fept cent
» foixante-douze ; comme auffi de
» fe repréfenter après l'expiration
» defdites quinze années à fadite
» Commiffion royale, pour être par
» elle ftatué ce qu'il appartiendroit
» fur le renouvellement du préfent
» Brevet , que , pour affurance de fa
» volonté, Sa Majefté a figné de fa
» main, & fait contrefigner par moi
» Confeiller-Secrétaire d'Etat & de
» fes Commandements & Finances.
» *Signé* LOUIS; Et plus bas ,
» PHELIPEAUX «.

Après tant de témoignages mar-
qués au coin de la plus pure inté-
grité , le fieur Duchans n'aura pas
à craindre d'être mis par le Public
au nombre de ces Charlatans, *dont*
l'ignorance , la témérité , l'arrogance
forment le caractere ; qui fe prétendant
poffeffeurs de remedes infaillibles, re-
fufent de les faire connoître ; qui fuient
la préfence de ceux qui feroient dans le

cas de juger de leurs effets, & d'en
diriger l'administration. Il se distin-
guera au contraire de ces empiriques,
par une conduite toute opposée :
trop assuré des merveilles que son
spécifique opere tous les jours à ses
yeux, pour craindre ceux des maîtres de l'art ; il sera flatté de l'admi-
nistrer sous leur conduite, ou d'après
leur Ordonnance ; & dans tous les
cas, son intérêt propre & son honneur l'engageront à réclamer l'assis-
tance de ceux que les Loix autori-
sent à veiller à la conservation de
tous les suppôts de l'Etat ; bien per-
suadé, dailleurs, que faute de cette
précaution, il lui suffiroit de rater
une seule cure, pour décréditer son
remede.

Au reste, cette Eau Vulnéraire
n'étant ici présentée que comme un
topique, & comme tel, ne pouvant
être administrée qu'à l'extérieur,
ses bons effets sont indépendants de
la connoissance du tempérament,
& de cet *à propos* auquel les remedes
internes sont assujétis, & que l'on
ne peut connoître, que d'une maniere fort conjecturale, le plus & le

moins dans les parties compofantes
ne pouvant s'apprécier au jufte. Il
n'en eft pas de même de l'adminiftration de notre topique, qui n'eft fou-
mis à aucun autre *à propos*, qu'à
celui du moment de la bleffure. Au
furplus, le délai, qui peut être mis à
l'application de ce remede, ne peut
qu'en retarder l'effet. Il ne jette aucun trouble dans l'économie animale. Ce qui donne à conclure que
l'adminiftration de l'Eau de Comere
ne fçauroit être rendue meurtriere
par les circonftances du tempérament, du temps, du lieu, des perfonnes entre les mains defquelles
elle peut tomber; & le fieur Duchans
peut fe flatter que plus le Public en
ufera, plus il en connoîtra les fou-
veraines qualités. Il en découvrira
lui-même plufieurs autres, dont ce
Botanifte n'a pas voulu furcharger
ce Difcours, dans la crainte d'être
accufé d'exagération, & d'aigrir encore la jaloufe manie, dont il n'a
que trop éprouvé les fourdes prati-
ques. Chacun fentira, par fa propre
expérience, combien l'Eau de Comere mérite d'être placée au rang

des remèdes les plus falutaires & les plus effentiels à l'humanité.

On croit devoir ajouter, aux rares qualités de notre Eau Vulnéraire, celle de ne rien perdre de fa vertu, quelque efpace de temps qu'elle foit confervée. Elle eft d'ailleurs d'une affez agréable odeur, pour que l'on puiffe toujours en avoir fur foi. Les Meffieurs peuvent en ufer, après s'être fait rafer, en en jettant dix à douze goutes dans le plat à barbe, avec de l'eau commune, pour fe laver le vifage & les mains à froid ou à chaud. Au moyen de ce petit foin, ils préviendront la fortie des boutons & celle des rougeurs : toutes ces couleurs qui détruifent le teint feront diffipées fans retour, en ce qu'elle raffermit la peau, la nourrit & la conferve.

Les Dames y trouveront à leur toilette tous les avantages qu'elles defirent, fans courir les rifques de fe brûler l'épiderme, comme le font la plûpart des eaux fpiritueufess qu'elles employent ; elles peuvent encore fe préferver la bouche de tous les accidents auxquels elle eft

expofée,

expofée, en fe la rinçant tous les matins avec une cuillerée de notre Eau dans un verre d'eau commune tiedie. Enfin, que peut-il y avoir de plus intéreffant pour les perfonnes qui portent fur elles de l'Eau de Comere, que d'avoir à la main un prompt fecours dans les accidents fubits qui peuvent leur arriver, ou de pouvoir le procurer à celles auprès defquelles elles peuvent fe rencontrer, lorfqu'elles en font furprifes ? C'eft à cette fin, que Madame le Mofnier en ufe depuis nombre d'années. Elle en adminiftroit avec avantage à la défunte Reine, L. A. R. Mefdames de France, s'en fervoient dès-lors ; & dernierement elle a décidé S. M. bienfaifante, notre jeune Reine, à s'en fervir pour fe guérir d'une bleffure à la main. Depuis cette heureufe épreuve, L. A. R. Mefdames d'Artois & de Provence en ont chez elles.

Avec chaque bouteille d'Eau de Comere, on donnera une inftruction qui contient le détail des accidents & maladies contre lefquels on doit en faire ufage : on y prefcrit la dofe & la maniere de l'employer.

C

APrès nous, après nos femblables, qu'avons nous de plus intéreffant, que la confervation de ces animaux domeftiques, qui labourent nos champs, nous portent dans nos voyages; qui nous nourriffent de leur lait; qui nous accompagnent à la chaffe, gardent nos maifons, ou qui les purgent des infectes nuifibles ? Moins leur exiftence nous eft indifférente, plus ils doivent être l'objet de nos foins : il ne fera donc pas déplacé d'annoncer ici que l'Eau Vulnéraire de Comere, les guérit promptement & radicalement de prefque tous les accidents qui leur arrivent; telles font les morfures & meurtriffures qu'ils fe font les uns aux autres : les enclouures des chevaux & des mulets, &c. Lorfqu'un chien ou un chat fe trouve empoifonné, une cuillerée à bouche de cette Eau, & fur le champ pareille quantité d'huile de noix ou d'olive, qu'on leur fait avaler, leur fait jetter tout le poifon. La même dofe les guérit de leurs vertigos ou étour-

diffemens, pourvu qu'on ait le foin
de leur injecter, avec une petite fe-
ringue, quelque peu d'Eau Vulnéraire dans les narrines : & quatre à
fix cuillerées dans la décoction de pariétaire, de mauve ou de bouillon
blanc, forme un excellent remede
pour les chevaux.

Le fieur Duchans croit devoir
protefter, en finiffant, que dans ce
petit Ouvrage, il a moins fon intérêt à cœur, que la fatisfaction de
mettre au plus grand jour les fou-
veraines propriétés de fon Eau fpiritueufe vulnéraire. Puiffent les pei-
nes & les foins qu'il s'eft donnés, &
fur-tout pour la faire autorifer par
la puiffance légiflative, opérer tout
l'effet qu'il doit en attendre. Puiffe
l'ufage de ce fpécifique convaincre
de jour en jour le Public de fes vertus
par fon efficacité. Puiffe cette con-
viction captiver fa confiance & fon
eftime : c'eft alors que l'ambition du
fieur Duchans fera fatisfaite, & que
fes vœux feront accomplis.

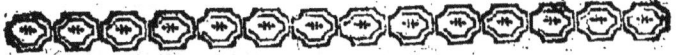

✿✿✿✿✿✿✿✿✿✿✿✿✿✿✿

Qualités des Maladies.

CATALOGUE des principaux accidents contre lesquels on doit faire usage de l'EAU DE COMERE, avec la maniere de l'employer.

I.
Pour les blessures reçues avec armes blanches, fers pointus, tranchants, meurtrissures.

INJECTEZ de cette Eau avec une seringue dans les plaies qui seront profondes, pénétrassent-elles jusques dans l'intérieur de la poitrine; c'est à la faveur de cette injection que vous épancherez le sang, que vous l'expulserez de la plaie. Lavez ensuite les ouvertures, s'il y en a deux, c'est-à-dire, si le coup traverse le corps ou quelque membre. Rapprochez les levres de la plaie, appliquez-y par dessus une de ces peaux fines dont on se sert pour faire les gants blancs, ou du papier brouillard imbibé de cette Eau. Couvrez cette peau d'une compresse de linge fin en quatre doubles, également humectée de ce remede: nourrissez cette humidité de quatre en quatre heures durant le premier jour, après lequel vous leverez le premier appareil avec la peau ou le papier

gris ; vous laverez la plaie, & con-
tinuerez le panfement jufqu'à parfaite guérifon ; elle vous fera an-
noncée par la chûte de la peau ou
du papier gris qui fe détacheront
d'eux-mêmes.

Si quelques corps étrangers &
brûlants s'étoient introduits dans
la plaie, commencez par les en re-
tirer promptement , & faites votre
panfement, ainfi qu'il eft détaillé ci-
deffus.

II. Coups d'armes à feu.

Il fuffira de laver ces plaies avec
cette Eau , & de rapprocher les levres, & d'y appliquer la peau blanche ou le papier brouillard imbibés
de ce remede : un ou deux panfe-
ments triompheront de la bleffure.

III. Bleffures fimples & récentes.

Faites premierement appliquer
fur le front une peau blanche fine ,
ou du papier brouillard imbibé de
nôtre Eau avec une compreffe de
linge fin par deffus, auffi humecté
de ce remede ; que le malade en fe-
cond lieu refpire par le nez cinq à
fix gouttes de l'Eau auffi fort qu'il

IV. Meurtrif- fures , con- tufions , coups re- çus à la tê- te , & les étourdiffe- ments cau- fés par la vapeur du charbon.

pourra : c'eſt par cette reſpiration
que le ſang qui pourroit ſe coagu-
ler , ſera diſſous par le canal de l'o-
dorat. Réitérez cette reſpiration trois
fois dans l'intervalle d'une heure ;
que le malade ſe mouche , vous
verrez deſcendre , par le nez , les
eaux du cerveau rougies de ſang ;
baſſinez enſuite avec l'Eau l'endroit
où aura été reçu le coup , faiſant
couper les cheveux s'il eſt néceſſai-
re ; placez - y une peau fine ou du
papier brouillard imbibé de ce remede , avec une compreſſe de linge
fin en quatre doubles , & faites le
panſement, au ſurplus en la maniere
contenue au premier article ; & comme ces divers panſemens ſont ou
peuvent être un peu douloureux
& ſenſibles , à l'égard de certaines
perſonnes , il faut avoir la précaution de faire boire au bleſſé dans
un verre de vin blanc ou rouge ,
la quantité d'une cuillerée à caffé
de ladite Eau , avant ou après le
panſement , ſuivant la force que ſe
ſentira le malade.

V.
Centu-   Frottez la partie affligée avec un

linge fin imbibé de ladite Eau, appliquez ce linge ; mettez-y une compresse également humectée de ce remede ; renouvellez cette humidité de quatre en quatre heures, & le même pansement le lendemain ; pratiquez cela, vous verrez disparoître le gonflement ; usez-en de même pour la luxation, après que le membre disloqué aura été remis de sa fracture.

fions, entorses, gonflements, foulures & dislocations.

Il faut que l'enflure soit frottée avec un linge fin trempé dans cette Eau, pour les mouches & autres insectes de toute espece, comme pour toutes autres enflures. Bassinez-les, & appliquez-leur ensuite par dessus la peau de gant ou le papier brouillard imbibés de ladite Eau, couvrez-les d'une compresse également humectée ; la peau ou le papier se détacheront seuls, lorsque la plaie sera guérie.

V I. Morsures ou piquures de toutes sortes d'insectes & animaux.

Pansez-les avec cette Eau toutes les vingt-quatre heures, & bassinez-les avec ce remede ; appliquez-y des compresses, qui en soient im-

V I I. Ulceres simples & les invétérés.

C iv

bibées, & quant aux plaies invétérées, servez-vous-en, au lieu de charpie, de la tête seche d'un roseau ; elle a une vertu attractive qui desseche les humeurs ; servez-vous, quoi qu'il en soit, de charpie faite de roseau.

V I I I.
Éréfipel les.

Ils doivent être frottés trois fois par jour avec ladite Eau, vous-y mettrez ensuite une compresse imbibée de ce remede en quatre doubles, vous verrez la peau reprendre sa premiere couleur naturelle, sans qu'il paroisse le moindre vestige d'altération.

I X.
Mal de gorge & esquinancie.

Frottez avec cette Eau aussi chaude que le malade pourra le supporter, la partie extérieure du gosier ? mettez-y ensuite une compresse en quatre doubles ; imbibées du même remede, & le mal de gorge sera appaisé le lendemain.

X.
Rougeur & boutn qui viennent au visage.

Dans un vase où vous mettrez un demi-verre d'eau ordinaire, jettez une cuillerée à café de ladite Eau, & lavez vous-en le visage pour diſſiper les rougeurs , baſſinez - le avec une éponge ou linge fin ; mais lorſqu'il vous ſortira des boutons , vous imbiberez de cette Eau ſpiritueuſe un linge fin , en baſſinerez ces boutons pendant le jour ; & vous tiendrez ſur le viſage pendant la nuit ce linge humecté de ladite Eau.

Baſſinez cette plaie avec ladite Eau , couvrez d'une peau fine blanche ou du papier brouillard trempés dans ce liquide , mettez-y par deſſus une compreſſe de linge fin en quatre doubles qui ſoit auſſi imbibé de cette Eau , avec attention de renouveller cette humidité de deux heures en deux heures , ſans toucher à la peau ou papier. Faites le même panſement le lendemain , & juſqu'à parfaite guériſon ; elle ſera prompte & ſuivie de l'avantage de n'appercevoir aucun veſtige d'écorchure ni de cloche , ſi le panſement eſt fait au moment de l'accident , & ſi l'on n'a pas uſé d'un autre remede.

X I. Brûlures.

Appliquez ſur la partie affligée une peau fine de gant blanc ou du

X I I. Sang coa-

gulé , ex-
travafé, ou
échimofé
dans le tif-
fu cellu-
re,

papier brouillard imbibé de cette Eau avec une compreffe de linge fin en quatre doubles : par deffus humectée de ce remede ; il réfout très-promptement le fang coagulé & extravafé fans fuppuration , parce que la vertu attractive de cette Eau eft de faire fortir le fang par les pores, & même elle fait rougir la peau qui eft placée fur la partie affectée.

XIII.
Pour la
bouche, les
dents & les
gencives.

Imbibez de cette eau du coton non filé, mettez-le fur la dent, la douleur fera diffipée. A l'égard des férofités & du tartre , mettez une cuillerée à caffé de ce remede avec pareille quantité d'eau ordinaire dans un vafe quelconque , frottez-vous-en les dents & les gencives avec une éponge , matin & foir. Par cette prudente précaution vous entretiendrez ces deux ornements de la tête dans leur état naturel , vous affranchirez votre bouche des mauvaifes odeurs , en la rinfant avec cette eau mêlée dans de l'eau commune; la valeur d'un demi-verre de vin ou d'eau , dix à douze gouttes de la premiere , le refte de la deuxieme : ces deux eaux mêlées, qui exhaleront la plus grande odeur, vous ferviront au rafraichiffement des genfives, à la deftruction des gonflemens, & à prévenir l'un & l'autre de ces accidents.

Avec un linge fin trempé dans cette eau, frottez-les auffi fort que vous pourrez le fouffrir, appliquez-y une compreffe pareillement imbibée de remede, & renouvellez le même panfement quatre fois par jour, deux le matin, autant le foir, jufqu'à la guérifon, que vous n'attendrez pas long-temps.

XIV.
Dartres dites Démangeaifons.

Elles doivent être baffinées avec cette eau à froid, & l'on doit y appliquer une compreffe imbibée avec ce remede ; & fuppofé qu'elles foient ouvertes, il doit y être appliqué un plumaffeau de charpie raclé fur le linge avec un couteau, plumaffeau qu'il faut mettre fur la plaie imbibée de ladite eau, & qui doit être couvert d'une compreffe trempée dans ce remede. Cette maniere de panfement vous rendra bien tôt les chairs auffi fermes qu'elles l'étoient auparavant.

XV.
Engelures.

XVI.
Rhuma-
tifmes.

Après avoir bien frotté la partie affectée avec un linge le plus sec & le plus chaud possible, appliquez-y une compresse en quatre doubles, trempée de cette eau, & vous renouvellerez le même pansement deux fois par jour, jusqu'à parfaite guérison.

XVII.
Morfures
&meurtrif-
fures que fe
font les a-
nimaux en-
tr'eux.

Les plaies qui auront été formées par ces morsures ou meurtrissures, doivent être frottées trois ou quatre fois par jour avec un linge imbibé de ladite eau ; sur elle doit être mis un linge imbibé de la même eau, avec une compresse par dessus, humectée de même, qu'on fera tenir, selon que le permettra la situation de la plaie.

XVIII.
Hémorori-
des exter
nes.

Ayez soin de les frotter de deux heures en deux heures pendant le jour, avec la rame d'une plume fine trempée dans cette eau ; & le soir, en vous couchant, appliquez-y dessus une compresse imbibée de ce remede, & renouvellez cette humidité, si vous restez au lit, lorsque vous jugerez que la compresse pourra être seche.

Commencez par ôter le clou , ou corps étranger , si aucun en reste dans le pied ; faites couler de cette eau dans le trou de l'enclouure ou piquure , jusqu'à ce que la plaie en regorge : trempez ensuite des étoupes dans ladite eau , au lieu de compresse ; mettez-y ensuite par-dessus deux morceaux de bois plat & mince que vous joindrez ensemble pour soutenir cet appareil , observant que le pied malade porte toujours , autant qu'il est possible , sur un endroit sec.

XIX Enclouures ou clous de rue qui entrent dans les pieds des chevaux ou des mulets.

Faites leur avaler sur le champ ou aussitôt que vous reconnoîtrez leur accident , une bonne cuillerée à bouche de cette eau , sur le champ une autre quantité d'huile de noix ou d'huile d'olive ; réitérez l'usage de ce remede trois fois dans l'intervalle d'une heure , si l'animal ne rend pas plutôt le poison qu'il a pris.

XX. Chiens & Chats empoisonnés.

Usez du même remede & de la même maniere ci-dessus expliquée , son effet se fera bientôt connoître , & injectez leur avec une petite seringue de cette eau dans les narines.

XXI. Vertigos ou étourdissements de ces animaux , & affections de tête des chevaux.

XXII.
Remede pour les chevaux & mulets, à adminiſtrer intérieurement.

Mettre dans la décoction de pariétaire, de mauve, ou de bouillon blanc, de quatre à ſix cuillérées à bouche de ladite eau, ſuivant la force de l'animal.

On trouve chez le Sr DUCHANS des bouteilles de ce Spécifique de toutes grandeurs. Le prix eſt inſcrit ſur les bouteilles. Il demeure rue S. Thomas du Louvre, près la Place du Palais-Royal, où eſt ſon Tableau.

Les bouteilles ſeront cachetées & marquées de l'empreinte ci-deſſous.

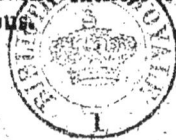

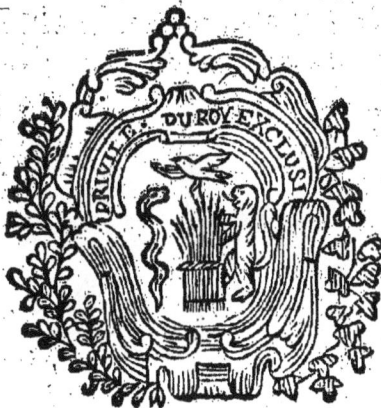